PRINCIPALES
INDICATIONS THÉRAPEUTIQUES

DES

EAUX FERRO-CUIVREUSES

DE

SAINT-CHRISTAU

(Basses-Pyrénées)

AFFECTIONS DE LA PEAU ET DES
MUQUEUSES BUCCO-LINGUALE, NASALE, PHARYNGÉE,
OCULAIRE ET UTÉRINE

PAR LE

Dr P. BÉNARD

Médecin aux eaux de Saint-Christau,
Membre de la Société d'hydrologie médicale de Paris,
Membre correspondant de la Société de médecine de Bordeaux,
Lauréat de la Faculté de médecine de Paris.

PARIS

LIBRAIRIE ALEXANDRE COCCOZ

11, RUE DE L'ANCIENNE-COMÉDIE

PRINCIPALES
INDICATIONS THÉRAPEUTIQUES

DES

EAUX FERRO-CUIVREUSES

DE

SAINT-CHRISTAU

(Basses-Pyrénées)

AFFECTIONS DE LA PEAU ET DES
MUQUEUSES BUCCO-LINGUALE, NASALE, PHARYNGÉE,
OCULAIRE ET UTÉRINE

PAR LE

Dr P. BÉNARD

Médecin aux eaux de Saint-Christau,
Membre de la Société d'hydrologie médicale de Paris,
Membre correspondant de la Société de médecine de Bordeaux,
Lauréat de la Faculté de médecine de Paris.

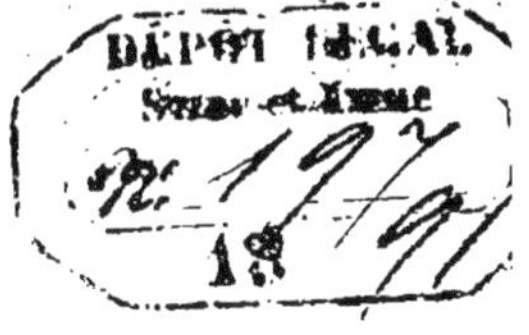

PARIS

LIBRAIRIE ALEXANDRE COCCOZ

11, RUE DE L'ANCIENNE-COMÉDIE

DU MÊME AUTEUR

De l'action hémostatique des injections sous-cutanées d'ergotine. Paris, 1879.

Les eaux ferro-cuivreuses de Saint-Christau au point de vue thérapeutique, affections de la peau, des fosses nasales et des yeux, par le Dr E. TILLOT, ancien inspecteur de Saint-Christau, et le Dr P. BÉNARD. Paris, 1884.

Examen critique des principaux procédés de pulvérisation des eaux minérales. Paris, 1885.

Contribution à l'étude de la glosso-stomatite épithéliale chronique superficielle (psoriasis buccal de Bazin) et de son traitement hydrominéral. Paris, 1887.

Quelques particularités relatives à la nouvelle installation balnéothérapique de Saint-Christau. Paris, 1889.

Des stomatites et glossites leucoplasiques et de leur traitement par les eaux minérales de Saint-Christau. Paris, 1890.

COULOMMIERS. — Imp. P. BRODARD.

PRINCIPALES
INDICATIONS THÉRAPEUTIQUES

DES

EAUX FERRO-CUIVREUSES

DE

SAINT-CHRISTAU

———

Considérées au point de vue de leurs propriétés thérapeutiques, les eaux ferro-cuivreuses de Saint-Christau, représentées par la source des Arceaux (qui est la plus importante), sont caractérisées par une action *cicatrisante*, légèrement *astringente* et *résolutive*, particulièrement manifeste dans certaines altérations tégumentaires rebelles dues à l'évolution de processus inflammatoires chroniques à forme ulcérative, congestive, proliférante ou hypersécrétante.

Elles paraissent exercer une influence modificatrice spéciale sur les lésions de l'appareil sébacé et sur le tissu épidermique en général, ainsi que sur l'innervation vasomotrice des couches superficielles du derme cutané ou muqueux.

Elles ont, en outre, une action assez appréciable sur quelques altérations discrasiques constitutionnelles ou diathésiques.

Depuis le commencement du xive siècle, époque à laquelle la tradition fait remonter la découverte de ses vertus curatives [1], la source des Arceaux, désignée dans les contrats et autres actes sous le nom d'*Eau des Ladres*, puis d'*Eau des Dartres*, paraît avoir toujours été particulièrement affectée au traitement des maladies de la peau.

Plus récemment, les eaux de Saint-Christau bien qu'appliquées plus spécialement au traitement de ces dernières affections, paraissent avoir donné en outre quelques bons résultats dans certaines maladies générales telles que la chloro-anémie, et certaines manifestations arthritiques. Mais ce n'est que depuis une trentaine d'années que la part du vrai et du faux a pu être faite parmi les traditions médicales remplies d'incertitudes, d'erreurs et d'exagérations qui, jusqu'alors, servaient seules de règle au traitement thermal. C'est à notre savant prédécesseur et ami M. Tillot, auquel des études spéciales et quinze années d'exercice dans la station en qualité de médecin inspecteur avaient donné une compétence toute particulière, que revient l'honneur d'avoir formulé avec une méthode et une rigueur réellement scientifiques les principales indications des eaux minérales de Saint-Christau. C'est à lui que l'on doit en particulier d'avoir, avec un remarquable succès, étendu ces indications à plusieurs groupes d'affections des muqueuses que les procédés actuels de balnéation ou d'hydrothérapie rendent facilement accessibles au traitement externe.

Aujourd'hui les affections que l'on traite avec le plus d'efficacité à Saint-Christau sont :

Parmi les affections de la peau :

L'ECZÉMA.

L'ACNÉ.

LE LUPUS.

---

1. Une ancienne tradition rapporte qu'un lépreux, qui avait l'habitude de se laver dans l'eau de cette source, vit peu à peu disparaître les lésions qui occupaient ses mains, ses pieds et son visage. Il fit part de sa découverte à d'autres lépreux, qui en usèrent avec le même succès.

Parmi les affections des muqueuses :

Les affections complexes de la muqueuse bucco-linguale se rapprochant plus ou moins du type improprement décrit par Bazin sous le nom de PSORIASIS BUCCAL ET LINGUAL.

LA RHINITE CHRONIQUE.

LA PHARYNGITE CHRONIQUE.

LA KÉRATO-CONJONCTIVITE.

Quelques MÉTRITES CATARRHALES DU COL.

Enfin on utilise encore les eaux de Saint-Christau, quelquefois à titre de médication principale, plus souvent à titre de médication adjuvante, dans certaines maladies générales ou diathésiques, telles que la CHLORO-ANÉMIE, le LYMPHATISME, l'ARTHRITISME, la SYPHILIS et quelques ÉTATS NÉVROPATHIQUES encore mal déterminés.

Est-ce à l'élément qui donne aux eaux de Saint-Christau leur caractéristique chimique, est-ce au *cuivre* qu'il convient de rapporter les effets pathogénétiques et thérapeutiques sur lesquels reposent les indications qui viennent d'être énumérées?

Cette hypothèse est sans doute très satisfaisante. La présence du cuivre à dose pondérable dans une eau qui ne paraît contenir aucun élément capable de contrarier son action, est un fait unique en France et, par conséquent, fort remarquable. Bazin l'a jugé ainsi lorsqu'il créa dans sa classification des eaux minérales une classe spéciale d'eaux ferro-cuivreuses, dont Saint-Christau était le type. Si la quantité absolue du métal dissous est minime, la faiblesse de la solution est en partie compensée par la pauvreté même de la minéralisation totale qui permet d'absorber de grandes quantités d'eau minérale. Elle l'est peut-être encore davantage par l'état spécial du métal dissous. « Quand on boit deux ou trois litres d'eau des Arceaux, dit un de nos distingués confrères, le Dr Liégeois qui étudie particulièrement la médication cuprique

(*Revue générale de clinique et de thérapeutique*, p. 5, 1891), peut-être pénètre-t-il autant de cuivre dans la circulation que quand nous introduisons dans l'estomac à chaque repas un à deux centigrammes d'acéto-phosphate de cuivre, dont une partie — c'est la même chose pour le fer — traverse le tube digestif sans être absorbée. » Enfin il importe tout particulièrement de remarquer la concordance qui existe entre les faits cliniques (constatés pour la plupart avant la découverte du cuivre dans les sources), et ce que l'on sait de l'action thérapeutique des préparations cupriques.

Néanmoins ce ne sont que de fortes probabilités et nous préférons réserver notre jugement sur ce point parce que les propriétés thérapeutiques du cuivre administré sous cette forme très diluée sont encore trop mal définies, et parce qu'il est imprudent de tirer des conclusions thérapeutiques trop rigoureuses de l'énoncé d'une analyse d'eau minérale. La part de l'inconnu doit y être souvent regardée comme prépondérante, surtout lorsqu'il s'agit d'eaux faiblement minéralisées.

C'est, à plus forte raison, lorsqu'il s'agit de préciser des indications thérapeutiques qu'il convient de ne pas se laisser influencer par des spéculations théoriques bonnes tout au plus à guider l'expérimentation.

C'est donc en nous basant exclusivement sur les faits cliniques observés par notre éminent prédécesseur M. Tillot et par nous-même, que nous tâcherons de les formuler.

AFFECTIONS DE LA PEAU

ECZÉMA

L'eczéma est l'affection que l'on traite le plus communément à Saint-Christau et, pourtant, c'est surtout dans cette dermatose qu'il est mal aisé de formuler les indications de cette station. C'est que l'on éprouve de grandes difficultés à l'heure actuelle lorsqu'on aborde les questions relatives aux affections eczémateuses, car les progrès de la science moderne, en nous démontrant l'insuffisance des anciennes classifications, nous font entrevoir la nécessité de dissocier l'eczéma en une infinité de groupes fort différents, sans pour cela nous donner les moyens de les caractériser et de les différencier les uns des autres.

Il devient de plus en plus évident que le polymorphisme des lésions de l'eczéma rend illusoires les distinctions basées exclusivement sur des considérations anatomiques. D'un autre côté, les notions pathogéniques que nous possédons actuellement sont encore trop vagues et trop obscures pour nous fournir les éléments d'une nouvelle classification. Aussi, on peut dire qu'en ce moment le traitement de l'eczéma échappe à toute règle fixe. C'est un art bien plus qu'une science, qui demande au médecin encore plus de tàct et de perspicacité que d'érudition proprement dite.

On se trouve donc fort embarrassé lorsqu'il s'agit de formuler les indications d'une médication quelconque (et surtout d'une eau minérale), relativement aux différentes formes de cette affection.

Ce qui nous semble le plus prudent, sinon le plus rationnel, est de s'abstenir de toute idée trop systématique, et de chercher à établir, d'une part quelles peuvent être les indications du traitement thermal par rapport aux caractères de la *lésion* elle-même; d'autre part quelles sont, parmi les *altérations constitutionnelles, diathésiques* ou *fonctionnelles*, auxquelles un examen approfondi du malade peut faire attribuer une influence pathogénique vraisemblable, celles qui sont susceptibles d'être avantageusement modifiées par la cure thermale. En effet, si les doctrines trop systématiques de Bazin ont provoqué une réaction violente en faveur de l'École allemande, l'observation démontre chaque jour que l'École française a raison de ne pas méconnaître l'influence qu'exercent les causes internes sur la production et l'évolution de cette maladie, ne fût-ce qu'à titre de cause prédisposante.

Les indications relatives à la lésion elle-même sont les plus importantes à Saint-Christau en raison de la prépondérance du traitement externe. Elles dépendent de ses caractères morphologiques, de son étendue, de ses complications, de son siège et de son degré d'activité.

Les formes sèches, lichénoïdes, réclament un traitement persévérant et énergique, de longs enveloppements de compresses, des bains prolongés, des douches locales et des pulvérisations. Elles paraissent d'autant plus influencées par le traitement thermal que la couche épidermique est plus altérée et que la lésion est plus localisée. Le prurit excessif (surtout s'il est essentiel ou préexistant) n'est pas une bonne condition du traitement, bien que ce symptôme soit souvent fort amélioré pendant la cure. Les formes impétigineuses sont assez rapidement modifiées. Les formes acnéiques ou séborrhéiques bénéficient également du traitement, ce qui n'est nullement surprenant puisque l'eau des Arceaux agit d'une façon spéciale sur la sécrétion sébacée. Mais lorsque les lésions se rapportent franchement au type de l'eczéma séborrhéique de Unna, il y a souvent tout avantage à associer à la cure thermale l'usage de quelques applications médicamenteuses.

L'eczéma des follicules pilaires, susceptible d'être très heureusement modifié, doit être, souvent, lui aussi soumis à un traitement auxiliaire, l'épilation.

Les altérations plus profondes du corps muqueux, l'existence d'un suintement notable, la présence d'ulcérations superficielles ou profondes sont des indications spéciales du traitement. L'état variqueux et ses complications, un certain degré d'éléphantiasis et même l'état papillomateux (eczéma hypertrophique) rendent encore plus formelle l'indication de la cure thermale. L'action cicatrisante, astringente et résolutive de l'eau des Arceaux agit très favorablement sur ces différents processus rebelles à tant de médications.

C'est en grande partie de certaines localisations spéciales que résultent les indications les plus précises de la cure de Saint-Christau. L'ECZÉMA NARINAIRE, l'E. des PAUPIÈRES, l'E. des LÈVRES, l'E. des OREILLES, l'E. ANO-PÉRINÉAL trouvent dans les pulvérisations de Saint-Christau une médication particulièrement appropriée à leur siège et dont l'application peut être renforcée ou adoucie à l'aide d'une instrumentation spéciale qui permet de proportionner exactement ses effets au degré de susceptibilité de la lésion [1].

Il n'y a pas de contre-indication absolue au point de vue de l'*étendue* de cette dernière; néanmoins, c'est surtout aux formes circonscrites que s'adresse la cure de Saint-Christau.

En revanche l'état aigu de l'affection est une contre-indication formelle. La lésion peut présenter un certain degré d'inflammation, de suintement ou d'irritabilité, mais elle doit être éloignée déjà de sa période initiale et surtout ne plus être dans une phase d'accroissement.

Si les indications que l'on doit chercher dans la pathogénie de l'affection ne constituent, dans bien des cas, que de simples probabilités, elles peuvent souvent aussi acquérir une grande valeur. Elles méritent donc d'être déterminées dans la mesure du possible, avec les caractères d'importance relative et de probabilité que l'on peut leur attribuer.

On peut avec M. Leloir [2], à qui nous empruntons cette

---

1. Cette instrumentation est décrite dans un mémoire que nous avons lu à la Société d'Hydrologie. Voir Annales de la Société d'Hydr., t. XXXIV : *Quelques particularités relatives à la nouvelle installation balnéothérapique de Saint-Christau.*

2. *Annales de dermatologie*, 1890, p. 465.

classification, distinguer dans l'eczéma dit idiopathique envisagé au point de vue de sa pathogénie :

« 1° Un eczéma dû à la faiblesse en quelque sorte originelle de la peau ou de certains territoires tégumentaires » ;

2° Un deuxième groupe comprenant les eczémas dus à l'irritation de la peau par certaines substances toxiques contenues dans l'organisme ;

3° Un troisième groupe constitué par les eczémas dus à l'irritation de la peau par une sueur plus ou moins altérée ;

4° L'eczéma d'origine nerveuse ;

5° Certains eczémas qui paraissent dus à l'irritation de la peau par des microbes pathogènes encore peu étudiés ;

6° L'eczéma séborrhéique de Unna, formant un groupe indépendant.

La première espèce correspond, dans une certaine mesure, à la prédisposition créée par le lymphatisme. Elle rentre bien dans les indications des eaux de Saint-Christau qui exercent une action tonique reconstituante sur le tissu malade, quelle que soit la cause de la lésion.

Les fomentations prolongées et les bains locaux de longue durée n'ont pas à Saint-Christau l'inconvénient que présentent les bains d'eau ordinaire et les enveloppements dans les tissus imperméables, de diminuer la résistance des tissus aux causes vulnérantes extérieures et d'augmenter ainsi, après une guérison temporaire, la prédisposition aux récidives. Les douches locales ou les pulvérisations, employées souvent concurremment, contribuent aussi à relever la tonicité des tissus. L'indication est encore plus précise lorsque le lymphatisme se trouve véritablement en cause. L'usage interne de l'eau sulfureuse du Pêcheur trouve alors dans ces cas une utile application.

Le second groupe comprend évidemment les eczémas arthritiques, tous ceux qui sont en relation avec une alimentation vicieuse, les dyspepsies, la dilatation de l'estomac, etc... et d'une façon plus générale avec une altération des combustions organiques ou des fonctions d'élimination. Ce groupe pourrait être théoriquement subdivisé à l'infini ; nous nous contenterons de faire les distinctions suivantes :

L'eczéma imputable à l'*arthritisme* guérit bien à Saint-Christau ou s'améliore d'une façon durable sous l'influence du traitement général combiné avec le traitement local. Si l'arthritisme est pris ici dans son acception la plus restreinte, il convient d'étendre cette assertion à d'autres eczémas liés à une insuffisance des fonctions d'élimination rénales ou cutanées. En revanche, l'eczéma dépendant exclusivement d'une altération des voies digestives présente beaucoup moins de chances d'amélioration durable, car il ne peut bénéficier dans bien des cas que du traitement local de la lésion, à moins, toutefois, que la dyspepsie ne soit elle-même causée par une affection (chloro-anémie, névropathie ou autre) qui soit elle-même susceptible d'être modifiée par le traitement.

L'eczéma du troisième groupe (intermédiaire aux deux premiers) est éminemment justiciable du traitement de Saint-Christau. Non seulement l'eau minérale agit sur les lésions irritatives causées par une sueur altérée, mais elle agit aussi d'une façon spéciale sur la fonction secrétoire qu'elle modifie et régularise.

L'eczéma d'origine nerveuse, difficile à définir, bien que son existence ne puisse être révoquée en doute, pourrait peut-être comprendre un grand nombre de cas attribués à l'herpétisme. Aussi variable dans la forme de ses manifestations que dans les causes qui l'ont fait naître, il est tantôt réfractaire au traitement thermal, tantôt heureusement modifié, et ne répond d'une façon précise aux indications de Saint-Christau que s'il paraît dépendre de certains troubles névropathiques essentiels de forme éréthique, mais sans troubles congestifs, sur lesquels les eaux et le climat de Saint-Christau ne sont pas sans influence.

L'eczéma attribuable aux irritations produites par les microbes pathogènes ne peut être encore considéré que comme une hypothèse vraisemblable. Mais, en supposant le problème résolu affirmativement, il serait difficile de supposer que l'eau de Saint-Christau eût une action directement parasiticide, et à moins d'admettre qu'une imprégnation lente par le sulfate de cuivre ne rende les tissus réfractaires à la reproduction de ces organismes, il ne semble guère possible que cette eau puisse agir autrement qu'en modifiant la vitalité des tissus, en activant les fonctions éliminatoires de la peau et en provoquant un renouvellement rapide de la couche épidermique.

C'est surtout de cette façon qu'elles paraissent agir dans l'eczéma séborrhéique de Unna qui rentre fort bien, comme il est dit plus haut, dans leurs indications. Mais ici l'usage simultané des lotions savonneuses d'abord, et plus tard des résineux donne de trop bons résultats pour que nous ne combinions pas leur emploi avec les ressources de la cure thermale.

La durée de la saison est essentiellement variable, elle doit autant que possible atteindre vingt-cinq ou trente jours; néanmoins on peut quelquefois obtenir de bons résultats en un temps beaucoup plus court, car une amélioration marquée se fait souvent sentir après une ou deux semaines de traitement.

ACNÉ

L'eau des Arceaux exerce à l'état physiologique sur les éléments glandulaires de la peau une action spéciale qui se traduit par une hypersécrétion de la matière sébacée. Quel est le rôle de cette suractivité fonctionnelle provoquée par l'eau minérale dans le traitement de l'acné? A-t-elle pour résultat de régulariser la fonction des organes sécréteurs, de les débarrasser de produits altérés? ou bien est-elle simplement l'indice d'une action modificatrice plus profonde exercée sur le tissu de l'élément glandulaire? C'est ce que nul ne saurait dire; mais ce qui est digne de remarque, c'est que dans cette affection, les bons effets de la cure thermale ne se montrent en général qu'après une légère recrudescence des phénomènes morbides, après une sorte de poussée locale.

Presque tous les états pathologiques rangés à tort ou à

raison dans la classe des *acnés* peuvent être traités utilement à Saint-Christau, mais avec des résultats plus ou moins marqués suivant la forme de la maladie.

Parmi les différentes variétés de l'ACNÉ INFLAMMATOIRE, ce sont celles, qui comme l'ACNÉ PUSTULEUSE présentent des lésions assez accentuées, qui offrent le plus de prise au traitement. La coexistence des lésions de l'ECZÉMA et de l'ACNÉ SIMPLEX, combinaison qui se rencontre souvent au visage chez quelques arthritiques, est particulièrement justiciable de la médication thermale.

L'ACNÉ POLYMORPHE DES SCROFULEUX peut être aussi fort améliorée par un traitement suffisamment prolongé.

Le traitement consiste surtout en pulvérisations d'intensité et de température variées suivant les cas. Les bains et là boisson prennent aussi une part importante dans ce traitement. Enfin, malgré notre répugnance à faire intervenir pendant la cure thermale une autre médication, nous trouvons grand avantage à combiner avec l'emploi de l'eau minérale les cautérisations avec la pointe fine d'un galvanocautère, lorsque les éléments pustuleux sont volumineux ou de nature à produire des cicatrices.

L'ACNÉ ROSACÉE elle aussi peut être améliorée quelquefois, mais c'est ici qu'il est important d'établir des distinctions entre ses diverses formes.

Cette affection, ainsi que le remarque fort justement M. Brocq, comprend des types cliniques fort différents, quoique les éléments qui les constituent se trouvent souvent réunis. L'ACNÉ ÉRYTHÉMATEUSE OU TÉLANGIECTASIQUE ne peut être sérieusement modifiée par les eaux de Saint-Christau que lorsqu'elle est encore récente, que les petits vaisseaux n'ont pas encore subi d'altérations trop profondes, que l'affection est constituée par des troubles d'innervation vasomotrice plutôt que par des varicosités prononcées. Dans ces derniers cas, il est nécessaire de compléter l'effet du traitement par quelques scarifications. Les lésions papulo-pustuleuses de l'ACNÉ ROSACÉE VRAIE rentrent mieux dans les indications de la cure thermale.

Considérée au point de vue de sa pathogénie, l'affection

est également curable, qu'elle soit développée chez un arthritique ou chez un strumeux, tout en tenant compte, bien entendu, de la ténacité de certaines formes plus particulièrement en rapport avec cette origine diathésique.

Lorsque l'acné est sous la dépendance d'une altération fonctionnelle de l'utérus, elle peut fort bien rentrer dans les indications de Saint-Christau. L'origine dyspeptique est une condition moins favorable, surtout s'il s'agit d'une dyspepsie des liquides s'opposant à l'ingestion d'une quantité notable d'eau minérale.

La durée de la cure ne doit jamais être inférieure à trois semaines, à moins que l'on ne puisse faire deux saisons, ce qui est fort avantageux.

LUPUS

Le LUPUS ÉRYTHÉMATEUX et le LUPUS TUBERCULEUX, quelle que soit leur forme, ont toujours été traités avec un remarquable succès à Saint-Christau par les pulvérisations et même de simples lotions et fomentations. Le traitement de la forme ulcéreuse met particulièrement en évidence les vertus *cicatrisantes* de ces eaux qui, appliquées sans le secours d'autres médications, ont produit quelquefois des améliorations assez sérieuses pour passer pour de véritables guérisons.

Aujourd'hui, les progrès accomplis dans la thérapeutique de cette grave affection par l'emploi des moyens chirurgicaux (les scarifications introduites dans la pratique par M. Vidal et les cautérisations interstitielles au galvanocautère suivant la méthode de M. Besnier) ne permettent plus au médecin de laisser de côté, lorsqu'il les a à sa disposition, ces puissants moyens d'action auxquels les procédés médicaux doivent nécessairement céder le pas. Mais nous ne renonçons pas pour cela aux ressources thérapeutiques que nous offre contre cette affection la cure de Saint-Christau. Les deux médications sont parfaitement conciliables et se prêtent un mutuel secours. On peut donc les combiner avec avantage.

Aussi, sauf quelques circonstances spéciales qui nous

commandent l'abstention, nous n'hésitons plus aujour-
d'hui à attaquer cette maladie par le fer et par le feu (surtout par le feu) en même temps que nous administrons
le traitement thermal. Les conditions particulièrement
avantageuses où nous nous trouvons pour cette intervention chirurgicale, nous autorisent, croyons-nous, à
déroger à la règle que nous nous étions imposée, de ne
traiter que par l'usage exclusif des eaux minérales les
malades confiés à nos soins.

Les applications d'eau des Arceaux ne produisent que
peu de réaction dans le traitement du lupus et si cette
réaction se produit, elle dure fort peu. Après quelques
jours d'un traitement consistant surtout en pulvérisations,
les tissus malades décongestionnés et détergés ont ordinairement diminué de volume et laissent mieux voir les
limites, l'étendue et la profondeur des lésions. On peut
alors commencer à les attaquer avec le galvano-cautère
de façon à réduire au minimum les destructions de tissus
qu'il est si important de ménager.

L'opération terminée, le traitement thermal reprend ses
droits, empêche la formation des croûtes, facilite l'élimination des petites escharres interstitielles, accélère
la cicatrisation des foyers ouverts, tout en modifiant la
vitalité du tissu malade en raison de l'action plus spéciale
et plus profonde qu'exerce le traitement sur l'affection
lupique.

Au bout de quelques jours, on peut revenir aux cautérisations ou aux scarifications que l'on alterne toujours
avec le traitement thermal.

La durée de la saison varie nécessairement en proportion de l'étendue des lésions et de l'énergie avec laquelle
le malade se soumet au traitement chirurgical. Elle doit
toujours être longue et autant que possible être divisée
en deux périodes, la plus longue au mois de juin, la plus
courte au mois de septembre, de façon à mettre un
intervalle de plus d'un mois entre les deux.

AFFECTIONS DES MUQUEUSES

MUQUEUSE BUCCO-LINGUALE

PSORIASIS BUCCAL ET LINGUAL (de Bazin), ICTHYOSE (de Sam. Plumbe), LEUCOPLAKIA (de Schwimmer), LEUCOPLASIE (de M. Vidal), STOMATITE ÉPITHÉLIALE chronique, LEUCOKÉRATOSE (de M. Besnier).

Sous la dénomination impropre de PSORIASIS BUCCAL OU LINGUAL, Bazin a décrit le premier un état pathologique de la muqueuse bucco-linguale caractérisé essentiellement par l'apparition, sur ces membranes chroniquement enflammées, de plaques épidermiques blanchâtres, résistantes et adhérentes, susceptibles d'acquérir une grande épaisseur, et de produire par leur fissuration des ulcérations profondes et douloureuses. M. Debove dans sa thèse inaugurale appela l'attention sur la transformation fréquente des lésions de ce genre en productions épithéliomateuses. A partir de ce moment, cette affection, jusquelà à peine mentionnée par quelques auteurs, devint l'objet de sérieuses études en France et à l'étranger. Mais on est encore loin d'être d'accord sur la nature de l'affection et sur les types nosologiques fort divers en apparence que l'on peut faire rentrer dans son cadre.

C'est que la description de Bazin et de M. Debove ne s'applique véritablement qu'à un petit nombre de cas. A côté de ce type classique il existe un nombre beaucoup plus grand d'états pathologiques complexes par leur aspect, leurs symptômes et leur étiologie, qui se rapprochent assez du type fondamental pour qu'il ne soit pas possible d'établir entre eux et lui une ligne de démarcation et qui, d'autre part, en diffèrent assez quelquefois pour que l'on ne puisse pas les identifier absolument avec lui.

Aussi, en attendant qu'il soit permis d'établir une relation constante entre l'appareil symptomatique de ces diverses formes et les conditions étiologiques ou autres qui permettront de les classer définitivement, il importe de ne pas méconnaître les rapports qui les unissent aussi bien au point de vue nosographique qu'au point de vue thérapeutique.

Tout d'abord, il faut reconnaître, ainsi que le fait remarquer M. Besnier, que ces différents types nosologiques ont un processus inflammatoire commun, qui porte surtout son action du côté de l'épithélium et sur les couches superficielles du derme. Ce sont des *glossites* et des *stomatites épithéliales chroniques, superficielles*. Les lésions symptomatiques et en particulier la plaque blanche caractéristique (leucoplakia de Schwimmer, leucoplasie de M. Vidal, leucokératose de M. Besnier) diffèrent plus par leur degré d'épaisseur ou d'étendue que par leur nature histologique. La marche est généralement la même, procédant par poussées successives ; la terminaison peut être dans toutes les formes la dégénérescence épithéliomateuse. Quant à l'étiologie sur laquelle sont surtout basées les distinctions que l'on a cherché à établir, elle peut être rapportée d'une manière générale à une même cause, l'*irritation prolongée*, dont le mode seul diffère suivant les cas. Quelle que soit sa forme ou sa variété, la lésion leucoplasique est l'aboutissant d'actions irritatives diverses d'origine externe comme la fumée de tabac, les épices, l'alcool, les lésions dentaires, etc., ou de cause interne comme les dyspepsies et la syphilis auxquelles il faut joindre, il est vrai, la diathèse arthritique et certaines prédispositions constitutionnelles mal définies qui diminuent la résistance des tissus aux actions nocives précédentes si elles n'agissent pas dans le même sens qu'elles [1].

Cette façon un peu large d'envisager la question est surtout avantageuse au point de vue thérapeutique. Sans doute elle ne dispense pas de faire, autant que cela se peut, le diagnostic de la cause aussi bien que celui de la lésion. Toutes les circonstances qui ont pu contribuer à la naissance et au développement de l'affection doivent être scrupuleusement recherchées ; mais il faut bien avouer

---

1. Un grand nombre de sujets atteints de leucokératose présentent une irritabilité nerveuse extraordinaire, en même temps que des altérations variées du tégument externe.

que lorsqu'on arrive à discerner clairement la cause qui l'a produite (ce qui est assez rare parce qu'elle est ordinairement complexe) le traitement dirigé contre cette dernière est souvent inefficace, presque toujours insuffisant, et quelquefois même dangereux [1].

Il faut donc se rejeter alors sur une autre médication plus générale, dirigée principalement contre l'élément inflammatoire, les symptômes ou les complications de l'affection. Or cette médication est commune à toutes les formes de glossite et de stomatite leucokératosique, qui toutes ont pour caractère commun une extrême irritabilité.

Ce traitement essentiellement palliatif, généralement impuissant à guérir la maladie elle-même, mais suffisant ordinairement pour empêcher ses complications les plus redoutables, consiste surtout dans une hygiène rigoureuse de la cavité buccale, dans l'éloignement des causes d'irritation de toute nature et dans la régularisation des principales fonctions de l'organisme. Quant aux modificateurs énergiques, les caustiques en particulier, ils sont en général nuisibles et peuvent provoquer rapidement la dégénérescence épithéliomateuse lorsqu'ils ne détruisent pas le tissu malade dans toute son épaisseur.

Dans une affection si grave, si rebelle, et contre laquelle la médication officinale est si faiblement armée, les eaux minérales si bien appropriées en général au traitement des inflammations chroniques des muqueuses offrent des ressources d'autant plus précieuses que leur action locale peut être facilement combinée avec leur action générale. Mais comme les autres modificateurs locaux elles ne doivent être ordonnées qu'avec une extrême circonspection. La plupart de celles qui sont employées dans les maladies de la peau et des muqueuses, les sulfureuses par exemple, sont en général trop excitantes pour ce genre d'affections qui, suivant l'expression de M. Besnier, peuvent être considérées comme de véritables *noli tangere*.

Les eaux de Saint-Christau trouvent ici leur véritable

---

1. Le traitement spécifique aggrave quelquefois le mal même lorsqu'il paraît être d'origine exclusivement syphilitique.

indication, car leur action profondément modificatrice s'allie à une grande douceur dans les manifestations de leurs effets.

Leur action spéciale sur les tissus épidermiques stratifiés les désigne naturellement comme un moyen de combattre la lésion leucokératosique elle-même. L'influence qu'elles exercent sur l'innervation vaso-motrice des couches superficielles du derme semble leur donner prise sur les lésions de sclérose vasculaire qui l'entretiennent. Leurs propriétés cicatrisantes et résolutives les rendent éminemment propres à combattre les complications fissuraires ulcéreuses ou hyperplasiques qui surviennent si fréquemment dans le cours de ces affections. Leur influence favorable sur certains états diathésiques, tels que l'arthritisme, auquel se rattache souvent plus ou moins la pathogénie de l'affection, leur permet quelquefois de s'adresser dans une certaine mesure à la cause même de la maladie. D'autre part les eaux elles-mêmes trouvent un utile adjuvant dans les procédés mêmes à l'aide desquels elles sont administrées. La pulvérisation est surtout un moyen d'établir un contact intime et prolongé entre la muqueuse et l'eau minérale, dont elle facilite peut-être l'absorption, mais elle a encore par elle-même une action spéciale dont bien des observateurs, M. le professeur Fournier, entre autres, ont souvent reconnu les bons effets, bien qu'il n'ait pas encore été possible de les expliquer d'une manière satisfaisante.

Les résultats cliniques beaucoup plus probants que ces conceptions théoriques confirment pleinement leur exactitude.

Nous avons publié dans un travail précédent [1] le résumé de 66 observations de cas de cette affection traités à Saint-Christau avec assez de suite et de surveillance pour pouvoir en tirer des conclusions sérieuses au point de vue des résultats de la cure. Dans ce nombre nous avons relevé :

---

1. Des stomatites et glossites leucoplasiques et de leur traitement par les eaux de Saint-Christau, Paris, 1890.

GUÉRISONS RELATIVES	4
AMÉLIORATIONS NOTABLES	27
AMÉLIORATIONS SIMPLES	28
ÉTATS STATIONNAIRES	5

Deux exacerbations figurent aussi dans cette statistique, mais ces deux cas étaient déjà en pleine dégénérescence au moment du traitement.

Les faits que nous avons observés depuis concordent absolument avec les premiers résultats.

Sans doute on pourra remarquer que dans cette statistique les guérisons ne sont pas la règle, qu'elles ne permettent pas au malade de s'abstenir de toute précaution à l'avenir et qu'il s'agit de cas relativement favorables; mais, si l'on tient compte de la gravité de l'affection, de sa ténacité et de sa tendance à l'aggravation progressive, on ne peut méconnaître la valeur d'un traitement qui procure presque toujours une amélioration souvent très accentuée, peut quelquefois guérir, et n'expose à aucune aggravation s'il est suivi avec circonspection.

Toutes les formes de la maladie sont-elles au même degré justiciables du traitement thermal? Assurément non.

Nous distinguons sous le nom de forme atténuée une glossite plus facilement curable, caractérisée par la minceur de la couche leucoplasique qui revêt individuellement chaque papille à la manière d'un doigt de gant sans les recouvrir en bloc, sous un placard plus ou moins étendu. La langue présente alors l'aspect saburral sans qu'il y ait une dyspepsie en rapport avec cet état.

Une autre variété plus grave, sur laquelle le traitement thermal a moins de prise, sans pourtant se montrer inefficace, se distingue par la prédominance de la leucokératose qui recouvre la muqueuse (souvent peu altérée au-dessous d'elle) sous forme de placards laiteux d'une épaisseur de plusieurs millimètres, recouvrant quelquefois la langue d'une véritable carapace.

La forme sur laquelle le traitement thermal a le plus d'action malgré sa gravité relative est caractérisée par la multiplicité, l'état complexe et la variété des lésions, qui consistent surtout en une tuméfaction générale et un état variqueux de l'organe, déformation ou bosselures de la muqueuse, amincissement du chorion, ulcérations, fissures, brides cicatricielles, atrophie des papilles en certains points tandis qu'elles sont hypertrophiées dans d'autres, enfin leucokératose en placards d'épaisseur modérée disposés sous forme d'îlots ou de bandes lisses et argentées. Cette forme souvent, mais non toujours, liée plus ou moins à l'existence d'une syphilis antérieure, est souvent compliquée de saillies verruqueuses ou d'indurations suspectes qui peuvent être elles-mêmes notablement atténuées lorsqu'elles ne sont pas encore dégénérées. Il ne faudrait pas cependant risquer de perdre un temps précieux en essayant la cure thermale si les craintes étaient assez sérieuses pour motiver d'une manière évidente l'intervention chirurgicale. C'est alors, après l'opération, qu'il y a lieu de recourir aux eaux minérales pour prévenir la formation d'autres complications semblables, et rendre à l'organe une partie de sa souplesse.

Enfin quelques autres formes de glossites épithéliales chroniques dont le caractère leucokératosique est discutable, sont traitées avec avantage à Saint-Christau, mais elles ne peuvent être désignées que par une description nosographique spéciale qui ne peut trouver place ici [1].

Le traitement est mixte, car la boisson et même les bains de baignoire, par leur action générale sur l'organisme, sont souvent, chez des sujets dont la peau fonctionne mal, un utile complément du traitement local.

Celui-ci consiste en bains de bouche, en irrigations buccales, et surtout en pulvérisations. Ces dernières sont, nous l'avons dit, la partie fondamentale et le point délicat du traitement.

Nos appareils régulateurs nous permettent de graduer avec une précision absolue sa force, sa finesse et sa tem-

---

1. Plusieurs de ces observations sont publiées à la suite d'un mémoire que nous avons lu à la Société d'Hydrologie. (Voir *Annales de la Soc. d'Hydr.*, t. **XXXII**. *Contrib. à l'étude de la Stomatite épithéliale chronique.*)

pérature; nous nous efforçons d'adapter exactement le degré d'intensité de son action à l'état de la lésion qui en général s'habitue vite à cette légère excitation, s'amende plus ou moins sous son influence et devient plus tolérante à son égard en même temps que moins susceptible aux autres causes d'irritation. Indépendamment des résultats ultérieurs qui s'accentuent après la cure, les symptômes favorables que l'on constate dès le début dans le plus grand nombre des cas sont une diminution assez notable du volume et une augmentation de la souplesse de la langue. De très légers phénomènes d'excitation, sorte de poussée locale d'une durée tout à fait éphémère, se produisent souvent vers le milieu du traitement. Ils n'ont aucune signification fâcheuse et passeraient souvent inaperçus si l'attention du malade n'était dirigée de ce côté.

Autres affections chroniques de la muqueuse bucco-linguale.

L'ECZÉMA BUCCO-LINGUAL CHRONIQUE est justiciable du traitement de Saint-Christau, mais ses manifestations sont trop mal définies et trop diversement interprétées pour qu'il soit possible de formuler des règles précises à son sujet. Nous ne serions pas éloigné de croire qu'il jouât souvent un rôle assez important, à titre de cause ou de complication, dans les affections leucokératosiques.

Le LICHÉNOÏDE LINGUAL (GLOSSITE EXFOLIATRICE MARGINÉE), qui ne serait pour M. Besnier qu'une variété d'eczéma (ECZÉMA EN AIRES), rentre également dans les indications de Saint-Christau.

Au point de vue qui nous occupe on peut encore comprendre, à titre provisoire, dans le cadre de l'eczéma un certain nombre d'états pathologiques non classés qui ont pour caractère commun un état inflammatoire chronique et une extrême irritabilité.

La GLOSSODYNIE existe souvent à l'état de complication et est fréquemment amendée à la suite du traitement thermal. Lorsqu'elle est véritablement essentielle, le bénéfice est plus problématique.

MUQUEUSE NASALE

Coryza chronique [1].

Le traitement du coryza chronique a été de la part de notre savant prédécesseur M. Tillot l'objet d'études très remarquées [2], auxquelles nos observations personnelles n'ont que peu de chose à ajouter.

Pour ce judicieux observateur les indications des eaux de Saint-Christau reposent surtout sur les caractères pathogéniques de l'affection.

La forme qui bénéficie le plus du traitement est le CORYZA dit SCROFULEUX (on pourrait dire lymphatique) caractérisé par son apparition précoce, « son siège plutôt localisé à la région antérieure des fosses nasales, un flux muco-purulent qui excorie et tuméfie les lèvres, par un gonflement granuleux ou fongueux de la pituitaire, le rétrécissement des ouvertures nasales et le gonflement du nez » (Bazin), par l'engorgement des ganglions sous-maxillaires et parotidiens, par des éruptions herpétiformes, et quelquefois par des ulcérations superficielles ou profondes. On pourrait ajouter à cette définition, lorsque la maladie est ancienne, une partie des caractères attribués au coryza atrophique, les déformations nasales entre autres.

La cure de Saint-Christau, sans être inefficace, ne donne pas des résultats aussi avantageux dans le CORYZA dit ARTHRITIQUE, forme que l'on pourrait reconnaître aux caractères suivants : Apparition brusque, le plus souvent tardive (adolescence ou âge mur); concomitance d'enchi-

---

1. Il faut bien se garder de comprendre dans cette affection l'eczéma des fosses narines, affection, elle aussi, éminemment curable à Saint-Christau, mais qui appartient à la pathologie cutanée. (Voir ECZÉMA.)

2. Tillot, *De la Rhinite chronique* (Annales des maladies de l'oreille et du larynx, 1875); *Catarrhe nasal chronique* (1879, *ibid.*); *Du Coryza chronique envisagé au point de vue du traitement thermal.* (1884, Annales de la Société d'Hydrologie.)

frènement, de toux, d'oppression, quelquefois d'accès d'asthme; prédominance des lésions à la partie postérieure des fosses nasales, dont il franchit généralement les limites pour constituer le catarrhe naso-pharyngien, lié souvent lui-même à la présence de végétations adénoïdes diversement groupées; sécrétion de mucosités albumineuses, glaireuses, qui enflamment le pharynx, causent des nausées et des vomituritions et sont expulsées surtout le matin; rougeur, tuméfaction, aspect luisant de toutes les parties de l'arrière-bouche; souvent épaississement de la pituitaire; concomitance fréquente de pustules sicosiformes, acnéiques, à l'entrée des narines.

La considération de la forme ou du degré des lésions donne également de très utiles indications. M. Tillot a constaté que le coryza chronique simple avec sécrétion abondante et aspect velouté de la muqueuse rouge violacée, est la forme la plus sûrement modifiée à Saint-Christau. En revanche le traitement est souvent impuissant contre la forme hypertrophique (considérée par quelques auteurs, M. Moure en particulier, comme un second degré de l'affection), lorsque la muqueuse est très épaissie et peu sécrétante.

La forme atrophique, beaucoup plus rebelle de sa nature, peut cependant bénéficier notablement du traitement.

L'ozène dit essentiel qui paraît lié à une altération des sécrétions nasales concrétées souvent sous forme de croûtes, peut être amélioré. Lorsqu'il est symptomatique (ce qui est plus rare) d'érosions superficielles de la muqueuse, il peut encore être modifié, mais dans les formes plus graves compliquées d'ulcérations profondes et surtout de lésions osseuses, il vaut mieux recourir à des médications plus énergiques.

Comme dans la plupart des autres stations thermales, l'eau des Arceaux est employée sous forme de douches ou d'irrigations nasales administrées suivant la méthode dite de Weber à une température de 30° à 37°. L'accoutumance s'obtient très facilement en faisant commencer par une pression insignifiante qui se trouve bientôt accrue, suivant les cas, par l'augmentation progressive de la hauteur d'un réservoir disposé spécialement à cet effet et qui se meut verticalement le long d'une échelle graduée en décimètres.

Cette irrigation répétée plusieurs fois par jour est excellente pour déterger la région inférieure des fosses nasales ; mais elle n'atteint pas leur partie supérieure et ne peut d'ailleurs être prolongée assez longtemps pour établir un contact suffisant entre la muqueuse et l'eau minérale. Une médication spéciale à Saint-Christau intervient ici avec une grande efficacité. Nous voulons parler de la *pulvérisation nasale* à l'aide d'un procédé inventé par M. Tillot et modifié plus récemment par nous-même.

L'avantage de ce procédé dont nous avons décrit précédemment le mécanisme est de donner une pulvérisation, peu abondante il est vrai, mais d'une extrême finesse, condition indispensable à la pénétration du liquide pulvérisé à travers les cavités anfractueuses des fosses nasales. Au lieu de se condenser en gouttes sur les premières portions du trajet, ainsi que le font les particules d'eau moins finement divisées, cette pulvérisation se comporte à la manière d'une véritable fumée qui, au sortir du spéculum conducteur, se laisse dévier dans toutes les directions et qui pénètre jusqu'au pharynx et au larynx, ainsi que le démontre irréfutablement la sensation de fraîcheur ressentie profondément et la toux spéciale que provoquent les premières séances. Celles-ci sont généralement fort longues, car elles ne sont nullement fatigantes. Le malade peut lire pendant ce temps et n'est pas condamné à une immobilité absolue.

Le traitement interne et les bains n'interviennent ici que d'une façon accessoire ; cependant chez les sujets lymphatiques, l'eau sulfureuse du Pêcheur trouve ici une application avantageuse.

La mesure de l'efficacité du traitement ne peut être mieux mise en lumière que par le tableau suivant résultant d'une statistique dressée par M. Tillot avec une scrupuleuse exactitude.

NOMBRE DES C A S TRAITÉS	GUÉRISONS	AMÉLIORATIONS		ÉTAT STATION- NAIRE	RÉSULTATS INCONNUS
		notables	simples		
82	6	51	13	3	9

Remarquons en finissant que la cure de Saint-Christau présentant un caractère spécial et consistant surtout en applications externes, est parfaitement conciliable avec des cures entreprises auprès d'autres eaux s'adressant plus particulièrement à l'élément constitutionnel. Elle semble par exemple être, dans bien des cas, un utile complément de la cure de Salies de Béarn.

MUQUEUSE DU PHARYNX

La PHARYNGITE GRANULEUSE sans distinction de forme et de localisation a été souvent traitée avec succès à Saint-Christau par les gargarismes et surtout les pulvérisations. M. Tillot avait constaté souvent avant nous que certains malades qui avaient fait vainement une cure aux eaux sulfureuses s'étaient trouvés fort améliorés par une saison passée à Saint-Christau. Malheureusement il n'a pas été possible jusqu'à présent de spécifier les caractères de ces cas favorables, qui paraissent plus particulièrement justiciables de la médication que nous étudions. Celle-ci a donné, en conséquence, des résultats assez variables dans les affections chroniques du pharynx, tantôt absolument nuls, tantôt au contraire fort satisfaisants.

Nous croyons cependant pouvoir attribuer cette inconstance des effets de la cure hydrominérale beaucoup moins à l'incompatibilité de la cure thermale avec certaines formes cliniques de la maladie, qu'à une sorte d'intolérance relative à certaines particularités du traitement.

La pulvérisation qui en est la partie fondamentale a été administrée jusqu'ici à une température relativement fort basse. Le tégument externe, les muqueuses buccale, oculaire, nasale même, peuvent le plus souvent supporter le contact de l'eau froide, qui d'ailleurs est administrée sur ces dernières sous une forme beaucoup plus divisée, mais le pharynx enflammé se montre beaucoup plus impressionnable lorsque le volume d'eau pulvérisée acquiert de notables proportions. De là la cause d'insuccès fréquents.

Aussi, après avoir obtenu que l'établissement modifiât son instrumentation conformément au but que nous nous proposions, nous avons substitué les pulvérisations chaudes ou à températures variées, à la pulvérisation froide. Dès lors nous n'avons plus rencontré cette intolérance qui nous avait plus d'une fois fait renoncer à la continuation du traitement et qui dans bien des cas s'opposait à ses bons effets.

Cette expérimentation est encore récente et porte surtout sur des malades venus pour d'autres affections, qui ne soignaient leur pharyngite que d'une manière accessoire. Mais si le nombre des faits que nous avons observés est encore trop restreint pour nous permettre de tirer des conclusions absolues sur la valeur et la solidité des améliorations obtenues, nous pouvons remarquer dès à présent que les résultats constatés depuis cette modification nous ont paru fort avantageux et très encourageants. Les pulvérisations d'eau des Arceaux administrées sous des formes variées semblent répondre avantageusement à ce qu'on est en droit d'attendre de cette médication spéciale dont l'action résolutive, tonique, astringente et cicatrisante semble si bien s'adresser aux lésions congestives, catarrhales, hypertrophiques et exulcératives qui constituent les différentes variétés de la pharyngite granuleuse.

Ici encore le traitement externe se trouve complété suivant les prédominances constitutionnelles du malade par l'usage de l'eau sulfureuse du Pêcheur ou des autres sources de Saint-Christau prises à l'intérieur, ainsi que par l'hydrothérapie.

AFFECTIONS DE LA MUQUEUSE OCULAIRE
ET DE LA CORNÉE

L'eau de la source des Arceaux minéralisée par le sulfate de fer et de cuivre avec addition d'une matière organique douce et onctueuse, peut être considérée, en raison de sa composition chimique, comme une sorte de collyre naturel. Ce collyre est faible à la vérité; mais au lieu d'être instillé à la dose de quelques gouttes comme les collyres officinaux, il peut être appliqué pendant un espace de temps relativement considérable (sur une muqueuse douée, on le sait, d'une grande puissance d'absorption), à l'aide de procédés de pulvérisation dont la délicatesse est spécialement appropriée à la susceptibilité de cette membrane.

Partant de cette conception théorique qui trouve encore un appui dans la connaissance des propriétés pathogénétiques de l'eau de Saint-Christau, M. Tillot s'est appliqué pendant plusieurs années de sa pratique dans cette station à une expérimentation attentive du traitement des affections chroniques des membranes superficielles de l'œil par les pulvérisations d'eau des Arceaux. Les résultats ont largement répondu aux prévisions de cet habile expérimentateur. Des succès fort remarquables ont été obtenus par cette méthode qui lui appartient en propre, notamment dans un grand nombre de cas de BLÉPHARITE CILIAIRE OU MUQUEUSE et de KÉRATITE CHRONIQUE SIMPLE OU PANNIFORME compliquée même de LÉGÈRES OPACITÉS. M. Tillot put même répéter ses expériences à Paris, avec de l'eau minérale transportée, dans plusieurs services hospitaliers (celui de M. Panas entre autres). Il soumit ainsi directement au contrôle de juges éminemment compétents l'efficacité de son traitement qui, même dans ces conditions défectueuses, donna des résultats relativement satisfaisants.

Le tableau suivant emprunté à la statistique de M. Tillot peut donner une idée exacte de la valeur de sa méthode.

	NOMBRE	GUÉRISON	AMÉLIORATION		ÉTAT STA- TIONNAIRE	RÉSULTAT INCONNU
			notable	simple		
Blépharite :						
Muqueuse et ciliaire.	139	11	75	20	12	21
Granuleuse	28	»	19	4	4	1
Kératite	47	1	33	8	4	1
Albugo	52	5	39	5	1	2
Obstruction des voies lacrymales..........	24	1	20	2	1	»
Totaux....	290	18	186	39	22	25

Sans doute, il est juste de reconnaître que dans cette catégorie d'affections, plus encore que dans les précédentes, le procédé hydrothérapique suivant lequel est administrée l'eau minérale peut revendiquer une assez large part dans les effets thérapeutiques obtenus. Il y a dans la pulvérisation même la plus douce une action mécanique dont il est plus facile, sur l'œil que sur tout autre organe, d'observer les effets à mesure qu'ils se produisent. Dans les premières séances surtout, le contact de la poussière liquide détermine rapidement de l'injection de la conjonctive, des picotements, de la cuisson, du larmoiement, phénomènes qui se dissipent rapidement, mais qui obligent le plus souvent à interrompre chaque séance par quelques minutes de repos et qui, par conséquent, exigent une surveillance toute spéciale de la part du médecin qui dirige le traitement. Néanmoins, la tolérance s'établit en général rapidement et dans les cas où il n'est pas nécessaire de produire une excitation notable, la pulvérisation, administrée sous la forme d'une simple atmosphère vaporeuse, dénuée de toute force de projection et divisée en particules si ténues, qu'elle obéit comme une véritable fumée à l'impulsion du plus léger souffle d'air, ne paraît plus au bout de quelques jours exercer d'action mécanique assez appréciable pour expliquer les effets du traitement qui s'accentuent particulièrement à partir de cette période de tolérance.

L'action propre de l'eau dans la cure des affections oculaires ne peut donc être révoquée en doute; elle est d'ailleurs prouvée par les résultats observés chez des malades qui ne l'ont employée que sous forme de lotions ou de simples bains à l'œillère. Il ne faut donc pas méconnaître l'importance respective de chacun des deux facteurs du traitement parce qu'on ne peut déterminer exactement la valeur relative de chacun d'eux.

Blépharite.

La BLÉPHARITE MUQUEUSE OU CILIARE est l'affection oculaire que l'on traite avec le plus de succès à Saint-Christau, quelle que soit sa nature diathésique. La concomitance d'une affection cutanée eczémateuse est une indication de plus du traitement. M. Tillot, qui a eu souvent l'occasion de revoir bon nombre de malades longtemps après la saison thermale, a pu constater que la guérison s'était manifestée chez la plupart plus ou moins longtemps après la cure.

La BLÉPHARITE GRANULEUSE donne aussi de bons résultats, mais ceux-ci sont moins constants. Le traitement est plus difficile à appliquer, car il faut retourner la paupière supérieure si les granulations occupent la face muqueuse de cette dernière et il faut employer de grandes précautions pour éviter que l'affection ne passe à l'état aigu ou subaigu, accident que l'on doit redouter surtout si l'affection est compliquée de kératite panniforme.

Kératite.

La kératite chronique, lorsqu'elle est bien franchement sortie de la phase d'acuité, bénéficie d'une façon notable du traitement thermal. « Sous son influence, dit M. Tillot, dont nous adoptons absolument la méthode, on voit les vaisseaux anormaux diminuer de volume, la rougeur de l'œil pâlir, la photophobie disparaître et la portée de la vision s'étendre. Il faut dans la kératite panniforme employer de grands ménagements et s'arrêter complètement dès que surviennent les phénomènes inflammatoires. Il peut être utile de combattre ces derniers par les anti-phlogistiques, sangsues, calomel, frictions belladonées, atropine en instillations. Quand les deux yeux sont affectés, on ne soumet à la pulvérisation qu'un seul œil à la fois pendant huit jours; c'est une pratique qui réussit assez bien et permet de mieux éviter les complications phlegmasiques. Quelquefois les phénomènes inflammatoires se développent après la saison, et de peur que les malades effrayés ne compromettent les résultats de la cure par des médications intempestives, il est bon de les prévenir de la possibilité d'une inflammation post-thermale, en indiquant d'avance les moyens de la combattre.

« Sur un total de 47 malades atteints de kératite observés et suivis avec soin, dit encore M. Tillot, j'ai obtenu les résultats suivants : 34 améliorations notables, 8 améliorations simples, 3 états sationnaires, 1 exacerbation; dans un seul cas, le résultat a été inconnu. »

Albugo.

C'est peut-être dans cette complication si grave et si fréquente de la kératite et de la conjonctivite granuleuse que les pulvérisations oculaires d'eau de Saint-Christau donnent les résultats les plus remarquables. M. Tillot pendant le cours d'une longue pratique dans cette station a toujours vu s'améliorer l'albugo depuis le simple néphélion jusqu'à l'opacité occupant presque toute l'étendue de la cornée, à la condition toutefois quo l'affection n'intéressât que les couches les plus superficielles de cette dernière. Dans le cas contraire, s'il s'agit d'un véritable leucoma, le traitement se montre impuissant. Les albugos même d'ancienne date sont encore susceptibles d'être améliorés par la cure thermale, mais cette dernière se montre plus active et plus efficace dans les cas récents encore accompagnés de traces de kératite et de vascularisation anormale.

M. Tillot a relevé sur 52 observations d'albugo, 5 gué-

risons, 39 améliorations notables, 5 améliorations simples, 1 état stationnaire et 2 résultats inconnus.

Pour apprécier exactement la valeur des résultats
obtenus, le moyen le plus sûr est, ainsi que le faisait
M. Tillot, d'essayer la portée visuelle de chaque malade
au commencement et à la fin du traitement, au moyen
d'échelles optométriques. Presque tous les malades traités
accusent à la fin de la cure une différence plus ou moins
accentuée.

Les résultats très remarquables que M. Tillot a obtenus
par ce traitement sont exposés de la façon la plus cir-
constanciée, avec preuves à l'appui, par ce judicieux
observateur, dans plusieurs mémoires fort intéressants
dont l'un fut récompensé d'une médaille d'argent par
l'Académie de Médecine en 1876. Le dernier, malheureusement, n'a pas été publié en raison du départ de son
auteur pour le poste plus honorable d'inspecteur des
eaux de Luxeuil, événement qui eut aussi pour conséquence fâcheuse de faire abandonner momentanément
une méthode de traitement trop personnelle à son inven-
teur pour pouvoir être continuée sans interruption par
ceux de ses successeurs que des circonstances spéciales
n'avaient pas mis en rapport avec lui.

Dacryocystite chronique.

La muqueuse des voies lacrymales, dépendance des
muqueuses oculaire et nasale, est modifiée elle aussi par
l'eau des Arceaux lorsqu'elle est le siège d'inflammations
chroniques. Ici à moins que l'affection ne soit sous la
dépendance d'une blépharo-conjonctivite, la pulvérisation n'a plus le rôle principal. C'est surtout en injections
par le canal lacrymo-nasal que l'eau minérale doit être
administrée. M. Tillot a obtenu dans cette affection des
effets fort satisfaisants, énumérés dans le tableau précédent. Voici comment il procédait. Après incision préalable du canalicule lacrymal et dilatation avec la sonde de
Bowmann, il introduisait jusque dans le sac une canule
fixe adaptée par l'intermédiaire d'un tube flexible à une

pompe munie d'un piston à vis. Avec cet appareil d'une grande puissance, il poussait alors l'injection, doucement d'abord, puis avec une force progressive.

Notre méthode qui n'est qu'une modification de la sienne, en diffère cependant un peu : Réservant pour le traitement chirurgical préalable les cas de coarctation trop accentuée, nous ne revendiquons pour Saint-Christau que ceux où les voies lacrymales sont encore, ou sont redevenues plus ou moins perméables, quoique toujours affectées d'inflammation catarrhale. Nous pratiquons alors les injections ou plutôt les irrigations, non pas avec un appareil d'une puissance énorme, mais avec un simple tube de caoutchouc communiquant avec le réservoir mobile qui sert aux irrigations nasales ou buccales. Dans ce cas particulier, la hauteur du réservoir est beaucoup plus considérable, mais il est toujours possible de se rendre compte du degré de la pression. L'opérateur n'ayant plus à se préoccuper du maniement de l'instrument, a les deux mains libres pour tenir la canule et arrêter immédiatement le jet s'il se produisait par hasard une infiltration d'eau dans le tissu sous-muqueux, accident d'ailleurs sans aucune gravité. La simplification de l'opération permet en outre de prolonger la séance et de faire passer dans le canal une quantité notable d'eau minérale. On peut encore s'aider de la pulvérisation lorsque les voies lacrymales sont perméables, car c'est par elles que s'écoule l'eau minérale qui vient se condenser lentement sur la surface oculaire.

MUQUEUSE UTÉRINE

Métrite chronique.

Les eaux de Saint-Christau ne sont pas utilisées aussi souvent qu'elles devraient l'être dans le traitement de la métrite chronique. Les propriétés résolutives, astringentes, toniques et cicatrisantes d'une eau particulièrement efficace en applications externes, s'adressent évidemment dans certains cas avec autant d'avantage aux affections inflammatoires chroniques de la muqueuse utérine qu'à celles des muqueuses précédemment étudiées. Aussi, bon nombre de malades venues à Saint-Christau pour s'y traiter d'une affection cutanée ou autre, se sont-elles trouvées après leur saison fort améliorées d'affections utérines, de leucorrhées rebelles en particulier, dont elles ne s'étaient traitées que d'une façon accessoire.

Malheureusement, l'insuffisance des examens pratiqués le plus souvent dans ces conditions ne permet pas encore de préciser comme il le faudrait les caractères propres aux formes qui sont particulièrement justiciables du traitement. Néanmoins, on peut dire d'une façon générale que les eaux de Saint-Christau s'adressent particulièrement à la métrite muqueuse du col, compliquée ou non d'ulcérations, avec prédominance de l'élément catarrhal. Elles paraissent être particulièrement efficaces lorsque ces lésions coïncident avec certaines affections cutanées. Martineau les recommande même dans « la métrite parenchymateuse compliquée d'ulcérations fongueuses ou phagédéniques ». Mais l'expérience personnelle nous fait encore défaut relativement à ce qu'on peut attendre du traitement dans les altérations profondes du tissu utérin. Indépendamment de la cure interne qui varie nécessairement suivant l'état constitutionnel, et de l'hydrothérapie qui est souvent un adjuvant utile, le traitement consiste essentiellement en irrigations prolongées faites, pendant que la malade est dans le bain, avec de l'eau des Arceaux dont la température est élevée ordinairement d'un degré au-dessus de la température du bain. La force d'écoulement peut être graduée à volonté en raison de la mobilité dans le sens vertical du vaste réservoir à enveloppe isolante d'où part le tube de caoutchouc qui sert à l'irrigation. Ce qui appartient en propre à Saint-Christau, c'est un appareil terminal en métal creux fort léger affectant la forme d'un pessaire de Sims, mais percé de trous dans la concavité de sa courbure supérieure qui répond au col utérin. Cet instrument placé facilement dans sa situation normale par la malade, est parcouru par le cou-

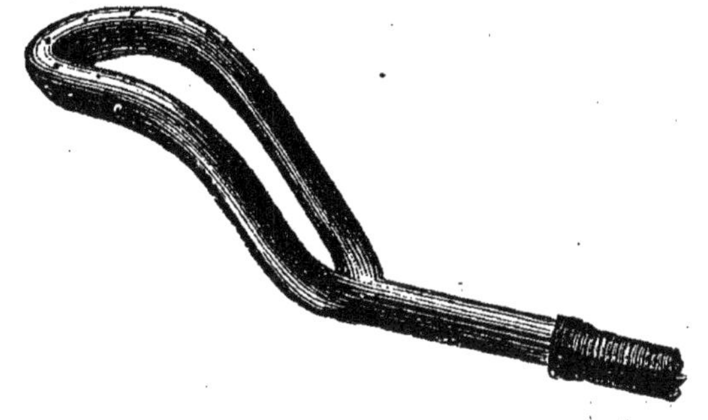

rant d'eau minérale qui, sortant par les trous de la partie supérieure, baigne largement le col et le cul-de-sac postérieur, sans qu'il soit nécessaire d'avoir recours à une pression de plus de 40 ou 50 centimètres.

MALADIES GÉNÉRALISÉES

DIATHÉSIQUES OU CONSTITUTIONNELLES

Les eaux de Saint-Christau n'ont pas dans les maladies généralisées une spécialisation aussi formelle que dans les affections localisées de la peau ou des muqueuses, mais comme ces dernières ne sont souvent qu'une manifestation des précédentes avec lesquelles elles sont presque toujours étroitement unies, il importe de faire connaître également la valeur souvent très appréciable de la cure de Saint-Christau dans ces maladies généralisées, pour savoir dans quelle mesure le traitement de l'affection locale peut être combiné avec celui de la maladie qui la complique ou l'entretient.

Il peut être utile d'ailleurs, sans vouloir pour cela

étendre indéfiniment les indications de la cure thermale, d'énumérer toutes les circonstances dans lesquelles les eaux peuvent être employées avec avantage afin que les personnes venues dans la station pour accompagner un malade, ou pour un autre motif, puissent mettre leur séjour à profit.

Arthritisme, gravelle.

C'est bien plutôt sur les manifestations cutanées ou muqueuses de l'arthritisme que sur la diathèse elle-même que s'exerce l'action curative des eaux de Saint-Christau, et nous nous garderions bien de conseiller d'une manière générale aux arthritiques de venir chercher dans cette station le soulagement de leurs affections articulaires ainsi que le font encore, obéissant à une tradition locale, quelques malades de la région.

On ne peut cependant refuser aux eaux de Saint-Christau une influence fort appréciable sur la diathèse arthritique ainsi que l'attestent, d'une part, la longue durée des résultats obtenus dans les affections localisées qui sont sous sa dépendance, et d'autre part le réveil peu marqué mais sensible, qui se produit quelquefois pendant la cure, d'accidents qui lui sont propres. Enfin il n'est pas rare — ce fait a été souvent constaté par M. Tillot et par nous-même — de voir la santé générale de certains arthritiques améliorée pour longtemps à la suite d'une cure faite pour une affection des téguments. Cette influence favorable, qui ne peut être expliquée par l'alcalinité de l'eau minérale, pourrait être attribuée, croyons-nous, à l'abondante élimination d'acide urique qui se produit pendant la cure, et peut-être aussi à la suractivité fonctionnelle qui est imprimée aux sécrétions cutanées.

Cette constatation est intéressante à un double point de vue : elle montre d'une part qu'à la condition d'user de quelques restrictions et de s'entourer de toutes les précautions nécessaires, il ne faut pas redouter outre mesure, pour les arthritiques soumis au traitement, les effets d'une médication dont la forme ne semble pas toujours parfaitement appropriée à la diathèse dont ils sont atteints; d'autre part qu'il y a lieu d'user largement dans l'intérêt de ces malades des ressources du traitement interne lorsque l'état de leurs voies digestives leur permet d'en profiter.

Gravelle. — Il y a en particulier une manifestation viscérale des plus fréquentes de l'arthritisme qui peut être combattue fort avantageusement à Saint-Christau, c'est la gravelle urique.

Si la région des Pyrénées ne possédait pas d'autres eaux minérales plus spécialement efficaces contre cette affection, on pourrait songer à instituer à Saint-Christau un traitement de la gravelle urique, car plusieurs de ses sources, la source des Arceaux et surtout la source Tillot (source Froide), ont une action marquée sur l'appareil urinaire, et déterminent sur ce dernier une stimulation caractérisée par de fréquentes mictions, de la polyurie et par l'expulsion, chez les sujets prédisposés, d'une abondante proportion de sable urique, quelquefois même de calculs véritables. Mais s'il n'y a pas lieu d'attirer dans notre station les graveleux des régions éloignées, ceux qui habitent la contrée ou qui se trouvent à Saint-Christau par circonstance peuvent profiter de leur séjour dans la station pour laver leurs reins et modifier leur muqueuse vésicale, à la condition toutefois que cette dernière ne soit pas trop irritable.

Lymphatisme.

L'action favorable des eaux ferro-cuivreuses de Saint-Christau sur certaines manifestations du lymphatisme ou de la scrofule trouve une explication très satisfaisante dans les heureuses tentatives qui ont été faites, dans ces dernières années, pour traiter par les sels de cuivre les affections scrofuleuses. Cependant nous devons avouer que nous ne trouvons pas dans l'observation clinique une confirmation suffisante de cette interprétation théorique. Sans doute l'eau cuivreuse des Arceaux exerce une action très évidente sur certaines manifestations superficielles du lymphatisme, mais ici nous ne voyons pas comme dans l'arthritisme l'action locale s'accompagner d'une action générale sur l'organisme, et lorsque nous constatons une amélioration de la santé générale, cette amélioration ne porte pas assez nettement sur les lésions caractéristiques de la scrofule pour que nous soyons en droit d'attribuer à nos eaux cuivreuses une action spéciale sur la diathèse scrofuleuse.

Aussi nous combinons volontiers l'usage interne de l'eau sulfureuse du Pêcheur avec les applications externes d'eau des Arceaux lorsque nous avons à traiter des manifestations cutanées et muqueuses du lymphatisme ou de la scrofule. Quant aux manifestations plus profondes, osseuses ou ganglionnaires de cette diathèse, elles ne doivent pas être adressées à Saint-Christau. Elles trouveront à Salies ou à Barèges une médication beaucoup plus efficace.

Syphilis.

Pas plus que les autres eaux minérales, Saint-Christau ne peut prétendre à une action spécifique quelconque sur la syphilis. Chose singulière, ces eaux qui produisent si fréquemment la poussée thermale n'ont même pas comme les eaux sulfureuses d'action bien marquée sur le réveil des manifestations de la syphilis; elles ne sont pas révélatrices. Mais elles peuvent être utilisées concurremment avec le traitement spécifique, car elles ont une action très favorable sur certaines manifestations tégumentaires de la syphilis tertiaire et en particulier sur les lésions ulcéreuses. Certaines glossites tertiaires superficielles *encore en voie d'évolution* se trouvent en particulier fort bien du traitement thermal dans les formes constituées par le développement de petites gommes dermiques. Les glossites scléreuses peuvent encore être modifiées dans une certaine mesure par le traitement, à la condition qu'il soit énergique et prolongé; il ne faudrait pas compter dans cette forme, suivant M. Fournier, sur les effets de l'eau transportée.

Chloro-anémie.

Les eaux de Saint-Christau étaient employées dans le traitement de la chloro-anémie bien avant que les analyses de Filhol et de M. Willm eussent fait connaître leur caractère ferrugineux. Aujourd'hui le traitement de cette maladie trouve un élément de succès de plus dans les ressources hydrothérapiques de la station. La condition essentielle de la cure est que les malades ne soient pas trop dyspeptiques, et surtout ne soient pas atteints de dyspepsie des liquides. Les formes de chloro-anémie qui sont particulièrement influencées par la cure thermale sont celles qui sont surtout caractérisées par des troubles aménorrhéiques plus ou moins accentués. La cure de cette maladie présente d'ailleurs dans ses résultats certaines irrégularités dont il est difficile de se rendre compte. En raison de cette inégalité des effets du traitement, il y aurait lieu, croyons-nous, de se demander si les succès obtenus doivent être exclusivement rapportés à la médication ferrugineuse assez faiblement représentée dans les sources de Saint-Christau, et s'ils ne devraient pas plutôt être attribués au cuivre dont on vante aussi l'efficacité dans la chlorose (Liégeois, *Revue de clinique et de thérap.*, p. 5, 1891), mais dont on ne précise pas encore les indications suivant les formes de la maladie. Ce n'est là évidemment qu'une hypothèse, mais qui mérite d'être examinée.

Névropathies.

Pourquoi les eaux de Saint-Christau, administrées simplement en bains et en boisson, ont-elles une influence favorable dans certaines névropathies? Nous ne saurions l'expliquer, mais le fait a été constaté bien avant nous par M. Tillot, et nous l'avons souvent observé depuis. Burq et plusieurs de ses disciples ont cru reconnaître à l'eau des Arceaux, même transportée, une action métallothérapique spéciale sur certaines névroses, mais leurs expériences ne nous ont pas paru suffisamment con-cluantes. Ce qui est assez remarquable à ce point de vue, c'est que ces eaux ont une action très manifeste sur l'innervation vaso-motrice. Est-ce à une action de cette nature, est-ce plus simplement au remontement général de l'organisme, qui est ordinairement l'un des bienfaits de la cure thermale, qu'il faut attribuer les bons effets produits? Nous ne saurions le dire. En revanche, il est un élément de la cure dont le rôle est plus facile à comprendre et qui est très important, bien qu'il ne soit qu'accessoire, c'est le climat qui est remarquablement sédatif et qui tonifie sans produire d'excitation préalable. Les indications relatives à ce dernier seraient plus faciles à déterminer que celles de la cure thermale, qui, en raison du nombre restreint des cas observés, sont encore très vagues. On peut toutefois signaler parmi les cas les plus favorables, la neurasthénie consécutive au surmenage intellectuel et certains états analogues, mais à la condition qu'il n'y ait pas de troubles de circulation trop marqués ni surtout de congestion passive accentuée des centres nerveux.

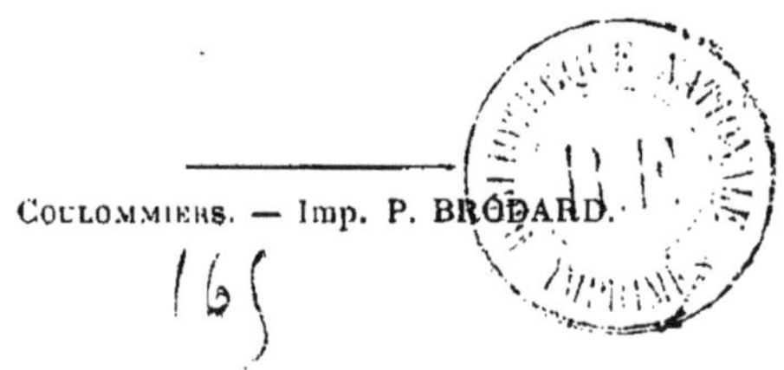

COULOMMIERS. — Imp. P. BRODARD.

Coulommiers. — Imp. PAUL BRODARD.

www.ingramcontent.com/pod-product-compliance
Ingram Content Group UK Ltd.
Pitfield, Milton Keynes, MK11 3LW, UK
UKHW022346120726
13694UKWH00004B/1705